I0059716

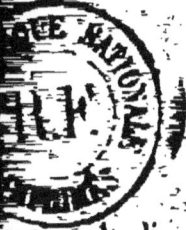
VILLE DE LYON

RÈGLEMENT SANITAIRE

Application de la loi du 15 février 1902

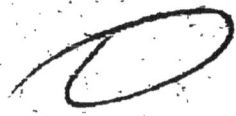

LYON
IMPRIMERIE NOUVELLE LYONNAISE
3, Rue Sainte-Catherine, 3

1903

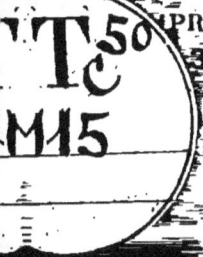

VILLE DE LYON

RÈGLEMENT SANITAIRE

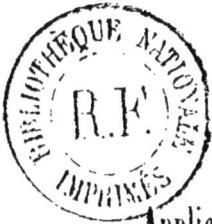

Application de la loi du 15 février 1902

LYON

IMPRIMERIE NOUVELLE LYONNAISE

3, Rue Sainte-Catherine, 3

1903

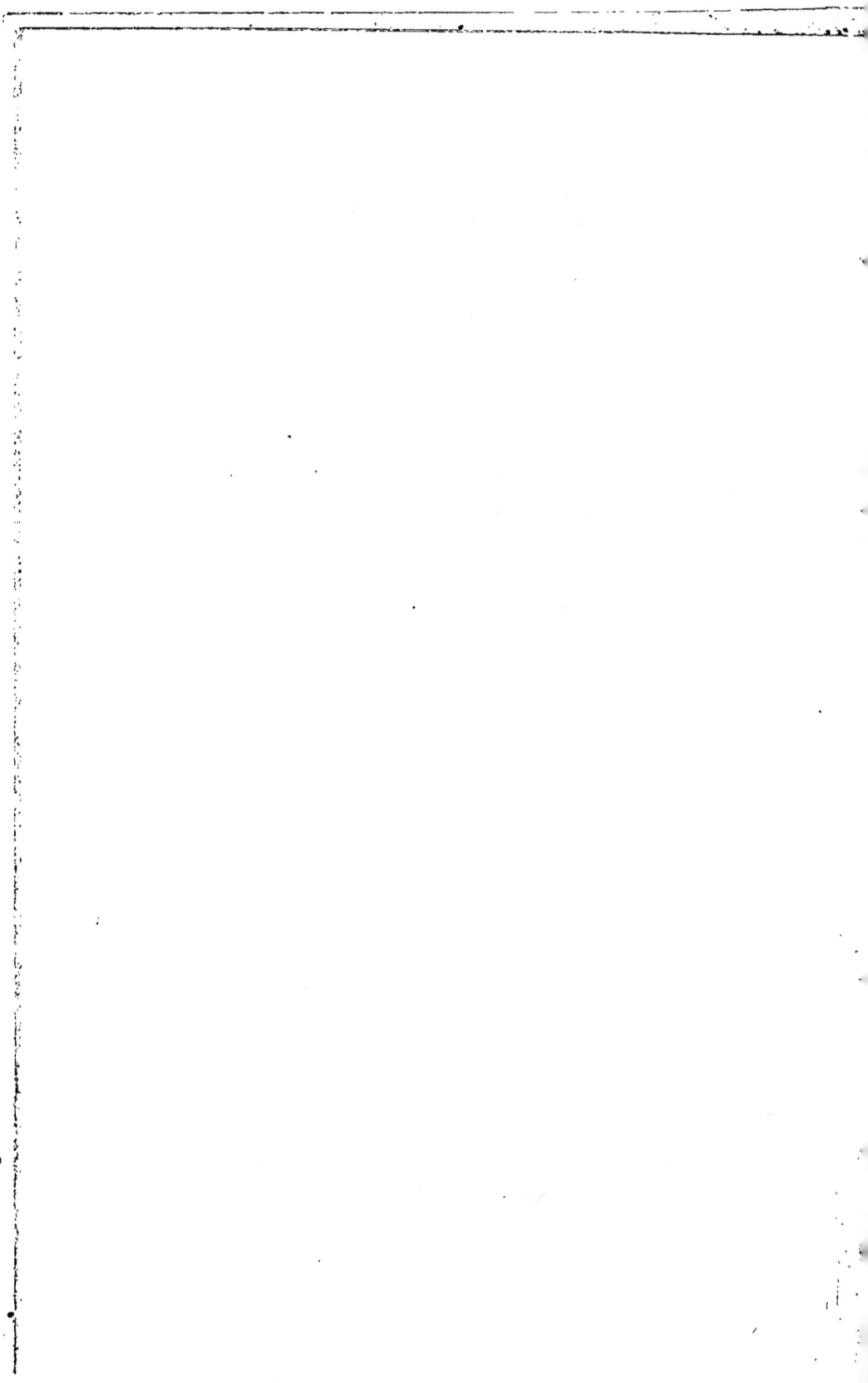

VILLE DE LYON

RÈGLEMENT SANITAIRE

Application de la loi du 15 février 1902

Rapport du Maire de Lyon au Conseil Municipal

MESSIEURS,

L'article premier de la loi du 15 février 1902, relative à la protection de la santé publique, prescrit que « dans toute commune, le maire est tenu, afin de protéger la santé publique, de déterminer, après avis du Conseil municipal, et sous forme d'arrêtés municipaux, portant règlement sanitaire :

1° Les précautions à prendre, en exécution de l'article 97 de la loi du 5 avril 1884, pour prévenir ou faire cesser les maladies transmissibles, visées à l'article 4 de ladite loi, spécialement les mesures de désinfection ou même de destruction des objets à l'usage des malades ou qui ont été souillés par eux, et généralement des objets quelconques pouvant servir de véhicule à la contagion ;

2° Les prescriptions destinées à assurer la salubrité des maisons et de leurs dépendances, des voies privées, closes ou non à leurs extrémités, des logements loués en garni et des autres agglomérations quelle qu'en soit la nature, notamment les prescriptions relatives à l'alimentation en eau potable ou à l'évacuation des matières usées.

Pour satisfaire à cette obligation, j'ai l'honneur de présenter à votre avis le projet d'un règlement sanitaire applicable à la ville de Lyon. Ce règlement est divisé en deux parties ; la première a trait particulièrement à la répression et à la prévention des maladies contagieuses ; la seconde à la salubrité générale des habitations et de leurs dépendances.

Je n'ai pas à insister sur l'importance considérable du document que je vous soumets.

La loi du 15 février 1902 est loin d'être parfaite, d'armer suffisamment l'autorité municipale pour la défense de la santé publique, mais, telle qu'elle est, elle constitue un inestimable progrès ; elle permet enfin d'astreindre à l'observation de quelques lois hygiéniques élémentaires, ceux que leur ignorance ou leur égoïsme ren-

dait jusqu'ici impunément dangereux
aux autres et à eux-mêmes.

Il se peut que certains articles du règlement sanitaire que je vous soumets
paraissent un peu sévères: cette sévé-
rité n'est choquante qu'en raison de notre mauvaise éducation sociale. Respec-
ter les lois de l'hygiène, c'est faire
œuvre de solidarité, c'est penser aux
autres autant qu'à soi-même ; ces préoc-
cupations ont paru jusqu'ici bien secon-
daires à trop de nos concitoyens ; leurs
élus, plus à même, par leurs fonctions, de
concevoir des vues d'ensemble, ont pour
devoir de les leur rappeler. Pour prévenir l'extension d'une épidémie, pour
empêcher qu'une population soit déci-
mée par la maladie, il est bien permis
d'infliger quelque gêne à quelques individus. Au prix de désagréments in-
signifiants pour ces individualités, nous
prévenons des souffrances et des morts
sans nombre.

1° *Répression et prévention des maladies
contagieuses.*

L'article 1er et le paragraphe 1 de
l'article 2 ne sont que la reproduction
du règlement d'administration publique
publié à l'officiel du 20 février 1903.

Aux médecins et sages-femmes pour
qui la déclaration est obligatoire de par
la loi, nous avons ajouté les personnes
énumérées au paragraphe 2 de l'article
2. Ce sont tous ceux qui sont les direc-

teurs ou les responsables d'habitations
collectives, ou de collectivités autres
que la famille.

Les épidémies se propagent surtout
par la contamination des collectivités.
Tout d'abord dans un logement en garni,
ou internat, la promiscuité fait que le
contage se transmet aisément de l'un à
l'autre. D'autre part, les membres de ces
collectivités, sont souvent nomades ;
vont d'un logement en commun à un autre
logement en commun, et partis d'un milieu contaminé ils portent la contagion
dans un milieu analogue ; ainsi se constituent rapidement de multiples et dangereux foyers d'infection.

Si nous réclamons la déclaration de la
part des logeurs, aubergistes, etc., c'est
qu'ils pourront nous donner des rensei-
gnements, que la déclaration seule du
médecin ne nous fournira pas. Par la
déclaration du médecin nous appren-
drons qu'il existe dans tel garni, par
exemple, un cas de variole, c'est un fait
important sans doute, mais insuffisant
pour prévenir la dissémination du mal.
Pour agir efficacement il nous faut con-
naitre où le varioleux a contracté son
mal, parce qu'il nous sera possible alors
d'éteindre ce foyer initial, et pour cette
raison nous demandons que le logeur
nous indique depuis quelle date le malade est chez lui, et d'où il venait au moment de son arrivée. Après la déclaration du médecin, le malade a pu quitter le
garni et aller créer ailleurs un nouveau

foyer de contagion ; il est nécessaire que le logeur nous apprenne où s'est rendu son client pour que nous surveillions le milieu nouveau dans lequel il a pu transporter la contagion.

Pour le milieu familial la déclaration médicale est suffisante, parce que le malade est fixé à son foyer.

Pour les collectivités, les indications autres que le simple diagnostic, sont nécessaires parce qu'il faut pouvoir suivre les individus souvent nomades.

Pour les mêmes raisons, nous avons prescrit aux logeurs ou assimilés l'obligation d'appeler un médecin, dès que l'état de maladie est constaté chez l'un de leurs justiciables.

Cette prescription ne vise pas l'intérêt du malade; elle n'est pas faite pour lui assurer un traitement, mais elle est nécessaire pour empêcher, par la reconnaissance aussi précoce que possible d'une maladie contagieuse, la transmission de cette maladie aux camarades du contagionné.

L'individu malade, isolé dans l'habitation familiale, n'est un danger que pour lui-même ou le milieu très restreint des siens, libre à lui de se passer de médecin. Dans une habitation commune l'intervention du médecin est d'intérêt général.

Dans l'article 5, nous avons inséré l'obligation de l'isolement pour tout contagieux, et le droit pour l'autorité sanitaire de vérifier la réalité de cet isole-

ment. Il est inutile de justifier cette
exigence, dictée par la nécessité de prévenir la production de foyers épidémiques, favorisée par la vie en commun.

L'article 6 indique le moyen de prévenir la propagation des épidémies par les
déjections des malades et par leur linge.

Les articles 7 et 8 ont trait à la désinfection et en confient la surveillance,
qu'elle soit pratiquée par le service
public ou par des entreprises privées, aux agents du bureau d'hygiène.

L'article 9 semblera à quelques-uns
attentatoire à la liberté individuelle, mais
est le corollaire nécessaire des autres
dispositions. Il n'est pas admissible de
tolérer qu'un individu dissémine à plaisir
une maladie dangereuse au nom de sa
fantaisie ou de ses intérêts. Nous con-
naissons le cas de boutiquiers, à peine
convalescents d'une variole ou d'une
scarlatine, reprenant leur place dans
leur boutique et contaminant leurs
clients.

Qu'un convalescent, encore dangereux, reçoive des visiteurs dans son
domicile privé, c'est son droit, comme
c'est le droit de ses amis de s'exposer à
la contagion ; ils s'exposent de plein gré,
en sachant ce qu'ils font. Il n'en est plus de
même de celui qui se met en contact, étant
encore dangereux, avec des gens qui ne
savent pas quel danger ils courent, qui
auraient évité ce danger s'ils l'avaient
connu ; c'est le cas du boutiquier à son
comptoir, de l'employé d'administration

à son bureau, de l'ouvrier, du patron, du contremaître à l'atelier, contaminant clients, contribuables, ouvriers. La société a le droit de s'opposer à ce danger.

Dans l'article 9, nous avons indiqué un délai pour la déclaration des décès, délai que la loi a oublié de fixer, ce qui ne va pas sans de graves dangers en cas d'épidémie, les familles reculant l'époque de la déclaration pour reculer l'époque des obsèques.

L'article 10 comporte les prescriptions concernant l'obligation de la vaccination et de la revaccination prévues par la loi. Nous demandons que le certificat de la vaccination, obligatoire au cours de la première année, indique non pas seulement que l'enfant a été vacciné, mais qu'il a été vacciné avec succès.

A côté des mesures spéciales aux individus atteints de maladies contagieuses, il en est d'autres faisant le sujet des articles suivants et ayant trait aux mesures générales de prophylaxie. Les maladies contagieuses ne se transmettent pas toutes uniquement par contact direct avec les malades, leurs déjections ou leurs linges; certaines se propagent par l'atmosphère dans laquelle voltigent les éléments virulents, véhiculés par les poussières.

Aussi dans l'article 11, nous interdisons absolument le balayage à sec des parties de maison communes à plusieurs locataires ou s'ouvrant sur la voie publique. Il sera désormais interdit aux concierges de balayer les escaliers à sec ; ils devront les essuyer avec un linge humide. Le procédé barbare de balayage employé dans les escaliers des maisons lyonnaises et qui consiste à faire voltiger dans les appartements les poussières accumulées dans les escaliers et les allées pendant toute une semaine, doit disparaître. De même, il n'est pas admissible que les occupants des magasins et boutiques lancent la poussière de leurs établissements, à grands coups de balais, sur les trottoirs. D'un autre côté, les cantonniers ne devront plus balayer la chaussée, qu'après arrosage.

L'article 12, mettra fin à l'habitude de secouer par les fenêtres, les tapis, torchons, etc. Les passants et les habitants des étages inférieurs ne recevront plus dans la rue ou par leurs fenêtres ouvertes, les poussières dangereuses des étages supérieurs. La défense existera pour les cours comme pour la rue.

La tuberculose se propage principalement par les crachats. S'il n'est pas possible d'interdire à des gens qui en ont la dégoûtante habitude de cracher à tout venant, il est permis de leur demander de cracher dans le ruisseau. Cette partie de la rue est souvent lavée ; les crachats seront entraînés avant de se dessécher et les robes, les chaussures ne recueilleront plus sur les trottoirs des bacilles qu'elles rapportent à domicile.

Les mêmes motifs ont inspiré la rédaction de l'article 13 qui oblige les propriétaires d'établissements publics à placer des crachoirs hygiéniques à portée de ceux qui fréquentent leurs établissements.

Le désir de supprimer les poussières nocives a dicté l'article 14, relatif à la propreté des véhicules de transport.

Trop souvent, à Lyon, le linge sale est entreposé sur la voie publique, ou transporté à l'air libre dans des voitures ouvertes à tous les vents ; ce linge est un danger permanent de contagion pour les passants.

Dans les lavoirs publics, le linge sale trié à *sec*, est dangereux pour les blanchisseuses, parce qu'il dissémine les poussières ; d'où l'obligation (art. 15) de n'opérer le triage qu'après immersion. Cette immersion supprimera les poussières, sans altérer certaines pièces de linge comme le feraient l'ébullition ou l'action de quelques antiseptiques.

La fièvre typhoïde, le choléra se transmettent par l'eau ; il est donc nécessaire d'assurer la salubrité de l'eau employée dans la préparation des matières alimentaires, ou le nettoyage des ustensiles servant à l'alimentation.

C'est ce qui nécessite les prescriptions faisant l'objet de l'article 16, prescriptions répétées pour d'autres raisons, dans le deuxième chapitre de ce règlement.

L'article 17 se justifie de même.

Un autre arrêté codifiera tout ce qui concerne l'alimentation ; dans cette partie du règlement sanitaire nous n'avons envisagé que ce qui, à propos des denrées alimentaires, peut prévenir les infections microbiennes, sans nous occuper des intoxications chimiques, par exemple.

Par les articles 18 et 19 nous avons cherché à supprimer les conditions grâce auxquelles les aliments deviennent des milieux de culture microbienne et les véhicules de la contagion.

2ᵉ Salubrité des maisons, de leurs dépendances, etc...

Le règlement de Voirie de la ville de Lyon renfermait déjà un certain nombre de prescriptions relatives à la salubrité des immeubles; nous les avons conservées sans modification, d'autres constituent des innovations.

Désormais, toute demande en construction sera accompagnée de plans complets, et le permis de construire ne sera délivré que si ces plans sont conformes aux prescriptions énoncées dans le règlement sanitaire. La construction terminée les agents du Bureau d'hygiène s'assureront que les plans approuvés ont été respectés. Nous pouvons espérer que dans l'avenir les causes d'insalubrité, si nombreuses dans les maisons lyonnaises, disparaîtront entièrement grâce à la réglementation nouvelle.

Par les articles 2, 6 et 20, nous avons voulu assurer l'aération et l'insolation des appartements, si souvent sombres dans notre Ville. Nous aurions désiré réduire la hauteur des maisons, mais nous avons craint d'apporter une restriction à des droits consacrés par un long usage et qui eut été capable de déprécier la propriété foncière. Pour la hauteur des maisons, hauteur variant suivant la largeur des rues, nous avons conservé les prescriptions, très sages d'ailleurs, du règlement de Voirie.

L'humidité est un des inconvénients de notre climat; elle pénètre aisément dans les maisons, qui de toute nécessité doivent être élevées sur caves, et dans tous les cas séparées du sol par un espace bien ventilé (art. 3, 5).

Les maisons de Lyon sont remarquables par l'étroitesse des cours, véritables cheminées, aux parois sombres et gluantes.

Nous demandons à ce que ces cours aient au moins 30 mètres carrés, sans que l'un des côtés puisse descendre au-dessous de 4 mètres (art. 20). Sur les courettes d'une surface moindre, ne pourront s'ouvrir que les cabinets d'aisances. Nous aurons ainsi proscrit les cuisines sombres, où végètent les ménagères et surtout les domestiques. Les escaliers devront prendre jour soit sur la rue, soit sur la cour. Nous ne verrons plus de ces escaliers sans prise de jour directe, à peine éclairés par un ciel vitré, incapable de laisser pénétrer la lumière jusqu'au fond du puits, qu'est la cage d'escalier (art. 25).

L'article 24 a trait aux loges de concierge. Ou bien ces loges seront un appartement ordinaire de la maison, soumis à toutes les conditions imposées aux appartements ordinaires, ou elles constitueront une construction spéciale, placée dans la cour. Dans ce cas, la construction, soumise elle-même aux conditions générales, ne sera pas comptée dans les dimensions réglementaires de la cour, qui, en dehors d'elle, devra avoir une surface de 30 mètres au moins.

L'article 26 contient l'innovation la plus importante, l'obligation pour les propriétaires de faire placer dans leurs immeubles un branchement conduisant l'eau à tous les étages. La salubrité publique est intimément liée à la fourniture de l'eau, il n'y a pas d'hygiène publique sans eau dans l'habitation. Nous n'avons pas voulu imposer de trop lourdes dépenses aux propriétaires ; partout où le locataire occupe un appartement complet, ce sera à lui de se fournir d'eau à l'aide du branchement arrivant à sa porte.

Le propriétaire ne devra faire les frais d'un poste d'eau que là où existent des appartements incomplets, dépourvus d'un cabinet d'aisances particulier. La raison de cette disposition réside dans ce fait, que les cabinets communs à plusieurs locataires doivent pouvoir être lavés à *frais communs*, la fourniture d'eau ne devant pas être imposée à un seul des usagers. Le propriétaire doit fournir l'eau.

D'autre part, cette prescription ne sera guère imposable que dans les maisons ouvrières, ou aux derniers étages des maisons bourgeoises, là où habitent de pauvres ménages pouvant malaisément faire les frais d'un abonnement et pour qui l'ascension de l'eau, puisée à la borne-fontaine de la rue, est trop pénible pour que leur hygiène ne souffre pas du manque d'eau.

L'obligation, pour le propriétaire, de faire établir un branchement adducteur d'eau potable est la plus importante des mesures que permet d'édicter la loi nouvelle. La salubrité de l'eau potable est la meilleure garantie contre la propagation des plus graves maladies épidémiques. En outre, les habitudes de propreté, garantie de l'hygiène individuelle, ne pénètrent dans une population, que si cette population se procure, sans déplacement, l'eau indispensable.

Là où n'existera pas de canalisation, on tolérera les puits, mais on en surveillera soigneusement le contenu et le contenant (art. 28 et 29).

Là où les rues seront canalisées, c'est-à-dire là où les maisons seront munies d'eau salubre, l'eau des puits ne pourra servir à aucun usage alimentaire, direct ou indirect.

Un puits est toujours dangereux ; au-

jourd'hui, l'eau qu'il fournit peut être
saine, demain elle peut être contaminée
par la pénétration, toujours possible, à
travers la paroi, de germes pathogènes.
S'alimenter à un puits est toujours une
imprudence. Tous les puits devront por-
ter une inscription indiquant que leur
eau n'est pas potable. Mais, comme
malgré cette indication, il faut compter
avec l'insouciance, dès que l'eau d'un
puits sera contaminée, le puits sera
fermé et comblé (art. 30).

Les maisons de Lyon sont souvent
remplies d'odeurs plus ou moins nauséa-
bondes. Ces odeurs proviennent du reflux des gaz renfermés dans les conduites principales des eaux ménagères par
les orifices des éviers, et surtout des
cabinets d'aisances. Ces cabinets s'aè-
rent uniquement sur les escaliers dans
de trop nombreuses maisons, même dans
celles de construction récente ; ils ne
sont pas lavés par manque d'eau, et
souvent aussi les cuvettes communiquent
directement avec les tuyaux de chute et
les fosses d'aisances. Nous réclamons
le siphonage de tous les éviers, de tous
les cabinets d'aisances et de tous les
tuyaux de chute arrivant à l'égout
(art. 35, 36, 39).

D'autres articles concernent le nombre des cabinets d'aisances par pièces
habitables, les mesures à prendre pour
l'aération, la construction des murs et
parois. Quand les matières vont à l'égout,
un réservoir de chasse est obligatoire
pour chaque cabinet d'aisances (art. 43).

Là où n'existera pas d'égout, les puisards ou puits perdus pourront être tolérés, mais leur établissement fera l'objet d'une autorisation spéciale.

Les prescriptions du règlement sanitaire, concernant les constructions, ne pourront pas être appliquées intégralement aux constructions déjà existantes ; mais certaines d'entre elles, et ce sont les plus importantes, sont susceptibles partout d'une application immédiate. Ce sont celles concernant l'établissement d'un embranchement adducteur d'eau dans toutes les maisons riveraines d'une voie canalisée (art. 26), la salubrité des réservoirs d'eau potable (art. 27), l'interdiction des puits pour l'alimentation humaine (art. 30), la conduite à l'égout des eaux pluviales, industrielles et ménagères (art. 33), le siphonage des éviers et des conduites d'évacuation de toutes les eaux ménagères (art. 36), l'établissement de cabinets d'aisances en nombre nécessaire (art. 39 et 40), l'aération des cabinets d'aisances (art. 41), la suppression de ceux ouverts sur une pièce habitée (art. 42), le siphonage de tous les cabinets, l'adaptation d'un réservoir de chasse à ceux se déversant dans les égouts (art. 43), le siphonage de l'entrée dans l'égout des tuyaux de chute des cabinets (art. 46), les dispositions relatives aux éviers (art. 47), la suppression des puisards (art. 49).

Les propriétaires devront exécuter ces travaux dans un délai de 18 mois, largement nécessaire.

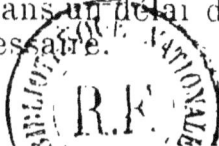

Telles sont, Messieurs, les principales dispositions du projet de règlement sanitaire que vous trouverez reproduit ci-après et que je vous propose de vouloir bien approuver.

Lyon, le 28 mars 1903.

Le Maire de Lyon,

Victor AUGAGNEUR.

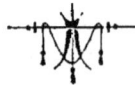

RÈGLEMENT SANITAIRE
De la Ville de Lyon

(Approuvé par le Conseil municipal de Lyon, dans sa séance du 26 Mai 1903)

Préservation et répression des maladies transmissibles.

Article premier. — Est obligatoire, la déclaration au Maire, dans la forme et par les personnes désignées à l'article 2, des maladies dénommées :

1. Fièvre typhoïde.
2. Typhus exanthématique.
3. Variole et varioloïde.
4. Scarlatine.
5. Rougeole.
6. Diphtérie (croup et angine couenneuse).
7. Suette miliaire.
8. Choléra et maladies cholériformes.
9. Peste.
10. Fièvre jaune.
11. Dysenterie.
12. Infections puerpérales et ophtalmie des nouveaux-nés, lorsque le secret de l'accouchement n'a pas été réclamé.
13. Méningite cérébro-spinale épidémique.

Est facultative la déclaration des ma-
dies dénommées :

14. Tuberculose pulmonaire.
15. Coqueluche.
16. Grippe.
17. Pneumonie et broncho-pneumonie.
18. Erysipèle.
19. Oreillons.
20. Lèpre.
21. Teigne.
22· Conjonctivite purulente et ophtalmie granuleuse.

Art. 2. — La déclaration est obligatoire pour tout docteur en médecine,
officier de santé ou sage-femme, qui cons-
tate l'existence de l'une de ces maladies,
tant en ce qui concerne les malades soi-
gnés à domicile que ceux traités dans les
hôpitaux, hospices et dispensaires.

Elle est obligatoire pour les maîtres
d'hôtel, aubergistes, logeurs en garni
ou autres, maîtres de pension, directeurs d'institution, quelles qu'elles soient,
supérieurs de communautés, etc., en un
mot, pour toutes personnes ayant la
direction, à quelque titre que ce soit, d'une
collectivité, autre que la famille, en ce
qui concerne les maladies frappant l'un
quelconque des individus appartenant à
ces collectivités.

Art. 3. — Les médecins, officiers de
santé, sages-femmes, devront faire la
déclaration aussitôt leur diagnostic établi. Les autres personnes devront faire

appeler un médecin dès que l'état de maladie aura été constaté chez l'un des membres de l'agglomération placée sous leur responsabilité. Ils déclareront immédiatement le diagnostic des médecins, s'il établit l'existence d'une des maladies énumérées à l'article 1ᵉʳ.

Art 4. — Les médecins, officiers de santé, sages-femmes feront leur déclaration à l'aide de cartes lettres détachées d'un carnet à souches qui porte nécessairement la date de la déclaration, l'indication du malade et de l'habitation contaminée, la nature de la maladie désignée par un numéro d'ordre, suivant la nomenclature inscrite à la première page du carnet. Elles peuvent contenir en outre l'indication des mesures prophylactiques jugées utiles ; des carnets sont mis gratuitement à la disposition de tous les docteurs en médecine, officiers de santé et sages-femmes.

Les autres personnes désignées à l'art 2 (paragraphe 2), adresseront leurs déclarations écrites à la Mairie, en faisant connaître :

L'adresse actuelle du malade ;

La date de l'arrivée du malade dans l'établissement dont ils ont la responsabilité ;

Le lieu où il avait séjourné immédiatement avant son arrivée dans leur établissement ;

Et s'il n'est pas soigné dans leur établissement, le lieu sur lequel il a été dirigé.

Art. 5. — Tout malade atteint d'une des maladies énumérées à l'article 1ᵉʳ, s'il habite dans un logement collectif: hôpital, hospice, caserne, prison, communauté, collège, pensionnat, maison de retraite ou de refuge, orphelinat, patronage, internat, pension de famille, hôtel, auberge, logement en garni dans un établissement quelconque où existent des dortoirs ou chambres destinées à l'habitation commune de jour ou de nuit, sera immédiatement isolé des autres habitants du même établissement et placé dans un local absolument distinct ; les personnes qui lui donneront des soins n'auront aucune communication avec les autres habitants de l'établissement. Les agents du bureau municipal d'hygiène auront le droit de vérifier, à toute heure du jour, l'efficacité de cet isolement, et de prendre les mesures nécessaires pour l'assurer.

Art. 6. — Pendant toute la durée de la maladie, sont obligatoires les précautions suivantes :

Les crachats et les déjections des malades seront jetés dans les cabinets d'aisances après avoir été noyés, pendant 25 minutes, dans une solution antiseptique. Les linges des malades seront enfermés, à part, à défaut d'une enveloppe imperméable, dans un sac de grosse toile, d'où ils ne seront tirés qu'après avoir subi la désinfection prévue à l'art. 7.

Art. 7. — La désinfection est obligatoire pour les locaux et objets ayant été en contact avec le malade pour les maladies numérotées à l'article 1er de 1 à 13 inclus, facultative pour les autres.

La désinfection est pratiquée par le service municipal ou par des entreprises privées, au choix et à la charge de l'occupant du local où a évolué la maladie.

Si la désinfection est pratiquée par une entreprise privée, elle ne sera considérée comme satisfaisant les prescriptions légales, que si elle a été exécutée sous la surveillance des agents du bureau d'hygiène.

Toute désinfection par une entreprise privée sera portée à la connaissance de la Mairie par une lettre en indiquant la date et l'heure ; la lettre devra parvenir à la Mairie trois jours au moins avant cette date.

Art. 8. — Chaque fois qu'il le jugera nécessaire, le Bureau d'hygiène prescrira le mode de désinfection ; dans tous ces détails, si la désinfection est faite par une entreprise privée, ces prescriptions seront obligatoires pour cette entreprise.

Le Bureau d'hygiène pourra, s'il le juge à propos, faire détruire par tel procédé qu'il choisira, les objets de toute nature dont la désinfection lui semblerait impossible. Avant de réaliser cette destruction, l'estimation de ces objets, si le posssesseur ne consent pas par écrit à leur destruction, sera faite par un estimateur du Mont de Piété ou un Commissaire-priseur.

Art. 9. — Il est interdit à tout individu atteint de variole, de scarlatine ou d'érysipèle de sortir hors de la chambre où il est isolé, de louer des livres dans les cabinets de lecture publics, de recevoir des clients dans un bureau, cabinet, magasin ou boutique, de pénétrer dans un atelier tant que la desquamation de la peau n'est pas absolument complète.

La même interdiction est faite à tout individu atteint de la diphtérie tant qu'il a du coryza ou de la toux.

Il est formellement interdit aux logeurs de faire coucher deux personnes dans le même lit, dans les chambres contenant plusieurs lits. Le matériel de literie devra être désinfecté au moins une fois l'an.

Art. 10. — Tout décès quelle qu'en soit la cause, survenu avant minuit, sera déclaré au plus tard le lendemain à midi; la déclaration sera accompagnée d'un certificat médical indiquant la cause de la mort.

Cette déclaration sera faite par les soins de l'occupant légal du local dans lequel a eu lieu le décès.

Art. 11. — La vaccination anti-variolique est obligatoire, d'après la loi, au cours de la première année de la vie, ainsi que la revaccination au cours de la onzième et de la vingt et unième année.

Tous les jours, de 2 heures à 4 heures, sauf le dimanche et les jours fériés, des vaccinations gratuites auront lieu au Bureau d'hygiène.

Pour assurer l'observation de la loi, on aura recours aux mesures suivantes :

Le dernier jour de chaque mois, les Mairies d'arrondissement adresseront aux parents ou tuteurs des enfants, nés pendant le mois correspondant de l'année précédente, une lettre leur enjoignant d'avoir à produire un certificat de vaccine dans les dix jours, certificat attestant le succès de la vaccination.

Les directeurs d'écoles publiques ou privées, de patronages, orphelinats, etc., feront chaque année, avant le 15 janvier, connaître les noms et dates de la naissance de tous les enfants ayant eu 10 ans révolus au 31 décembre précédent, à la Mairie de l'arrondissement où siège leur établissement et l'adresse des parents ou tuteurs de ces enfants. Les Mairies d'arrondissement préviendront les parents et tuteurs d'avoir à fournir dans la quinzaine suivant la la 11e année un certificat de revaccination.

Au moment de la formation de la liste des hommes constituant la classe de l'armée active, une lettre sera adressée à chacun d'eux rappelant l'obligation

de la revaccination, ainsi qu'à toutes les
personnes du sexe féminin nées la même
année.

Mesures générales de prophylaxie.

Art. 12. — Il est absolument interdit
de balayer *à sec* les cours, corridors,
allées, escaliers, trottoirs et toutes les
parties des maisons communes à plusieurs locataires ou s'ouvrant directement sur la voie publique.

Le nettoyage du sol de ces divers en-
droits, sera pratiqué par l'essuyage avec
un linge humide ou le balayage avec de
la sciure de bois mouillée, de façon à supprimer absolument la souillure de l'atmosphère par les poussières.

Quand il sera nécessaire de pratiquer
le nettoyage des murs ou plafonds, la
destruction des toiles d'araignées, le
râclage des poussières déposées sur les
murs, le nettoyage du sol au linge humide suivra immédiatement.

Art. 13. — Il est absolument interdit
de secouer des tapis, torchons, linges,
balais, plumeaux, et tous objets par les
fenêtres soit sur les rues, soit sur les
cours intérieures, soit dans les cages
d'escaliers, à quelle heure que ce soit.
Il est interdit de carder les matelas dans
les cours intérieures des maisons ou sur
la voie publique.

Le battage des tapis et tentures, etc.,
pourra être autorisé sur les berges des

fleuves ou autres emplacements désignés par l'Administration, avant dix heures du matin, et là seulement où n'existent pas des marchés de denrées alimentaires.

Le cardage des matelas pourra se pratiquer à l'air libre sur les berges, dans les points désignés par le service d'inspection de la Voirie.

Art. 14. — Il est interdit de cracher dans les rues et places publiques ailleurs que dans les ruisseaux; il est absolument interdit de cracher sur le sol des gares de chemins de fer, musées, bibliothèques, théâtres, et généralement sur le sol des salles de tous les édifices publics.

Les directeurs de ces établissements seront tenus d'installer dans toutes les parties servant de lieu de passage ou de promenades tels que corridors, salles des pas perdus, salles d'attente, halls, couloirs, promenoirs, fumoirs, etc., des crachoirs portés sur des consoles et il en sera de même pour les cages d'escaliers.

Il est absolument défendu de cracher dans les voitures publiques tramways, omnibus, fiacres, etc.

Art. 15. — Les véhicules servant à un service public de transport particulier ou commun: bateaux, tramways, omnibus, fiacres, seront tous les jours soigneusement nettoyés. Le sol des bateaux, tramways omnibus sera constitué par des claies mobiles, lavées tous les soirs à grande eau, ainsi que le sol qu'elles recouvrent.

Les coussins seront, avant le lavage du sol, baguettés et brossés.

Dans l'avenir aucun coussin ne sera toléré dans les véhicules destinés au transport en commun des voyageurs, les sièges seront construits en bois ou en métal, sans aucune garniture.

Art. 16. — Les voitures servant au transport du linge sale seront fermées sur tous leurs côtés par des parois solides ou des bâches imperméables. Le linge ne sera jamais transporté à l'air libre du domicile à la voiture, mais enfermé dans des sacs de toile épaisse.

Dans les lavoirs publics, les linges seront, avec les sacs les renfermant, plongés dans un liquide, et le triage ne sera fait qu'après cette immersion, les linges étant humides.

Le lavage du linge dans les cours est interdit.

Art. 17. — Tous les boulangers devront se fournir de l'eau de la Ville ; il en est de même des laitiers, débitants de boissons, restaurateurs, fabricants de glace à rafraîchir, pâtissiers, confiseurs, fabricants de limonades et eaux de sels.

Les ustensiles destinés à contenir des aliments solides ou liquides seront lavés uniquement avec l'eau de la Ville.

Art. 18. — L'arrosage direct des légumes avec des eaux de vidanges est formellement interdit, il en est de même de la mise en vente des légumes arrosés par ce procédé.

Art. 19. — Les légumes avariés, les fruits pourris, mis en vente sur les marchés, la voie publique, dans les boutiques privées, ainsi que les fruits insuffisamment mûrs, lorsqu'ils seront vendus au détail, seront saisis et détruits par les soins des agents de la municipalité. Il en sera de même de tous les comestibles, gibiers, poissons, mollusques, crustacés, viandes fraîches ou conservées dont la consommation constituerait un danger pour la santé publique.

Art. 20. — Les denrées alimentaires ne pourront être étalées sur la voie publique que recouvertes d'une gaze ou sous des cloches de verre les préservant des poussières.

TITRE II.

Règles générales de salubrité des habitations.

Article premier. — Les constructions destinées à l'habitation comporteront des logements salubres, éclairés et aérés convenablement. Elles seront munies de moyens d'évacuation des eaux pluviales, des eaux ménagères, des ma—

tières usées et répondront aux prescriptions du présent règlement.

Art. 2. — Toute pièce pouvant servir
à l'habitation, soit de jour, soit de nuit,
c'est-à-dire toute pièce dans laquelle le
séjour peut être habituel de jour ou de
nuit, aura une capacité d'au moins 25
mètres cubes.

Toute pièce habitée de nuit par plusieurs personnes aura une capacité d'au
moins 15 mètres cubes par personne.

Elle sera aérée et éclairée directement sur rue ou sur cour par une ou
plusieurs baies. L'ensemble de celles-ci
présentera une surface d'au moins 2
mètres carrés, et dans tous les cas égale
au quotient de la capacité exprimée en
mètres cubes par le nombre trente.

L'espace occupé par des alcôves en-
trera pour chaque pièce, dans le calcul
des surfaces des baies ou ouvertures.

Les jours de souffrance ne pourront
jamais être considérés comme baies
d'aération.

Caves.

Art. 3. — Les caves ne pourront servir à l'habitation de jour ou de nuit.
Elles seront toujours ventilées par des
soupiraux communiquant avec l'air extérieur.

Il est interdit d'ouvrir une porte ou
une trappe de communication avec une

cave, dans une pièce destinée à l'habitation de nuit.

Sous-sols.

Art. 4. — Les sous-sols destinés à
l'habitation de jour auront chacune de
leurs pièces aérée et éclairée au moyen
de baies ouvrant sur rue ou sur cour et
ayant les dimensions indiquées à l'article 2. Leur hauteur sous plafond devra
être au moins de 2 mètres 50 c.

L'habitation de nuit est interdite dans
les sous-sols.

Rez-de-chaussée et étages.

Art. 5. — Tout bâtiment destiné à servir d'habitation devra être établi soit sur
caves ou sous-sols, soit sur un espace
vide sous le rez-de-chaussée, d'au moins
50 centimètres de hauteur et convenablement ventilé, soit, à défaut, sur une
aire imperméable au-dessous du rez-de-
chaussée, mais en contrehaut du sol
extérieur.

Lorsque l'immeuble sera adossé à un
terre-plein et lorsqu'en raison, soit de
la pente de la rue, soit de toute autre
cause, il y aura impossibilité matérielle
d'établir le sol intérieur en contrehaut
du sol extérieur, des ouvrages imperméables seront établis, soit verticale-
ment, soit autrement, mais de manière
à interposer une couche isolante entre
la terre et les parois intérieures du local.

Art. 6. — Dans les bâtiments, de quelque nature qu'ils soient, destinés à l'habitation de jour ou de nuit, la hauteur
des pièces ne sera pas inférieure aux
dimensions suivantes, mesurées sous
plafond : 2 m. 80 cent. pour le rez-de-
chaussée et l'étage immédiatement au-
dessus ; 2 m. 60 cent. pour les autres
étages.

Par dérogation aux dispositions qui
précèdent, les magasins du rez-de-chaussée ayant une hauteur de 5 mètres au
minimum pourront être divisés par un
faux-entresol qui sera soumis aux prescriptions de l'article 2, et à la condition
que celui-ci soit exclusivement affecté au
service de ces magasins.

Art. 7. — A l'étage le plus élevé du
bâtiment, la hauteur minima de 2 m.
60 cent. sera mesurée à la partie la plus
haute du rampant. Toute chambre lambrissée aura une surface de plafond ho-
rizontal d'au moins 2 mètres. La partie
lambrissée comprendra une épaisseur ou
un choix de matériaux protégeant l'occupant, autant que possible, contre les
variations atmosphériques.

Hauteur maxima des maisons.

Art. 8. — *Façades sur la rue.* — La
hauteur des bâtiments bordant les voies
publiques est déterminée par la largeur
légale de ces voies pour les bâtiments
bien alignés ou hors d'alignement, et par

la largeur effective pour les bâtiments
en saillie sur l'alignement.

La largeur légale des voies publiques
est celle du plan d'alignement.

La hauteur de tout bâtiment sera mesurée au milieu de la façade depuis le
point de rencontre de celle-ci avec le
trottoir ou le revers du pavé, jusques et
y compris les entablements, attiques et
toutes constructions aplomb du mur de
face.

La hauteur maxima des maisons est
fixée de la manière suivante :

Voies de moins de 12 mètres, hauteur
de 6 mètres, augmentée d'une dimen-
sion égale à la largeur de la voie.

Voies de 12 à 15 mètres, hauteur de
19 mètres.

Voies de 16 à 25 mètres, hauteur de
20 mètres.

Au-dessus de 25 mètres, hauteur de
21 mètres.

Pour lé calcul de la cote de hauteur,
toute fraction de mètre de la voie sera
comptée pour un mètre.

Art. 9. — *Façades sur cour.* — Les
façades sur cour ne pourront pas avoir
une hauteur supérieure à celles des
façades sur rue.

Dans le cas où une cour aurait une
largeur supérieure à celle de la rue, la
façade sur cour pourra être de la hauteur admise pour les rues de la largeur
de cette cour.

Les bâtiments dont les façades sont

construites, partie sur cet alignement, partie en retrait ou fruit du mur de face, soit de toute autre manière, devront être inscrits dans le même gabarit que si la construction était entièrement à l'alignement.

Art. 10. — *Gabarit des combles*. — Des combles pourront être établis au-dessus des hauteurs verticales fixées à l'article 8 qui précède ; leur profil sur les façades, sur les ailes et sur cour, devra être renfermé dans un arc de cercle dont le rayon sera égal à la moitié de la largeur légale ou effective de la voie publique, sans toutefois que ce rayon puisse être supérieur à 9 mètres ni inférieur à 5 mètres.

Le point de départ des arcs de cercle sera situé à l'aplomb des murs de face, et leur centre sera pris sur une horizontale passant par les sommets des façades dont la hauteur est fixée à l'article 8.

Lorsque les bâtiments auront une profondeur supérieure à la largeur de la rue, les arcs de cercles indiqués précédemment seront raccordés par deux tangentes, dont l'inclinaison sur l'horizontale ne pourra être supérieure à vingt-deux degrés et demi (22° 5).

Celles-ci compléteront en le fermant, le profil réglementaire. Quelle que soit la forme des combles, elle devra rigoureusement être inscrite dans le périmètre ci-dessus défini, lequel constituera un gabarit qui ne pourra être excédé.

Il est fait exception pour les cages
d'escaliers sur cour, dont le plafond
pourra être établi au même niveau que
le plafond de l'étage desservi par lesdits
escaliers.

Le couronnement des mansardes, les
lucarnes ou œils de bœuf, les motifs de
décoration pourront faire une saillie de
50 centimètres sur le garabit réglementaire ci-dessus défini, pour les rues de
moins de 12 mètres de largeur ; de 60
centimètres pour les rues de 12 à 15 mètres de largeur, de 75 centimètres pour
les rues de 16 à 25 mètres; et de 95 centimètres pour les rues au dessus de 25
mètres.

L'ensemble des largeurs cumulées des
faces des lucarnes et des mansardes y
compris leur corniche, formant saillie
sur le gabarit réglementaire ne pourra
excéder les trois quarts de la longueur
de la façade du bâtiment.

Art. 11.— *La largeur de la rue est assignée par le plan d'alignement.* — La largeur de la voie publique, qui sert de base
pour limiter la hauteur des bâtiments,
sera mesurée au-devant et au milieu de
la façade à construire, en considérant
non la largeur actuelle, mais celle qui
est assignée par le plan d'alignement.

Art. 12. — *Maison située en face du
débouché d'une rue.* — Si le débouché
d'une autre voie publique est vis-à-vis
de la façade à construire, la largeur de

la rue sera prise à partir d'une ligne fictive allant de l'un à l'autre angle de ce débouché.

Art. 13.— *Maison faisant angle de deux rues.* — Si un bâtiment fait angle de deux voies publiques de largeurs différentes, la hauteur fixée pour la rue la plus large sera autorisée en retour sur la rue la moins large, dans l'étendue desservie par l'escalier de la partie en façade sur la rue principale.

Art. 14. — *Bâtiment simple entre deux rues de largeur inégale.* — Si un bâtiment simple en profondeur et de moins de 20 mètres d'épaisseur entre façades, est situé entre deux rues comportant pour les immeubles des hauteurs différentes, les deux façades pourront être arasées au même niveau et à la hauteur accordée sur la rue la plus large ; mais, dans ce cas, il ne pourra pas être fait de mansardes du côté de la rue la plus étroite ; toutefois, si le propriétaire veut établir des mansardes sur les deux rues, il pourra y être autorisé, à la condition que les corniches seront établies à une hauteur égale à la moyenne de celles autorisées sur chacune d'elles.

Art. 15. — *Bâtiment double entre deux rues de largeur inégale.* — Si le bâtiment situé entre deux rues comportant des hauteurs différentes est double en profondeur, la hauteur de chaque corps de bâtiment sera fixé d'après la largeur de la rue à laquelle il fait face.

Art. 16. — *Bâtiment simple entre deux rues de niveau très différent.* — Si un bâtiment simple en profondeur est situé entre deux rues de niveau très différent, on prendra la moitié de la différence de niveau entre l'une et l'autre rue ; cette moitié sera ajoutée à l'une des façades et retranchée à l'autre, mais à la condition expresse qu'en aucun point la hauteur réelle de la façade ne dépasse de plus de deux mètres la hauteur légale.

Art. 17. — *Bâtiment double entre deux rues de niveau très différent.* — Lorsque le bâtiment situé entre deux rues de niveau très différent sera double en profondeur, la hauteur de chaque corps de bâtiment sera fixée séparément et mesurée à partir du trottoir de la rue sur laquelle il fait face.

Art. 18. — *Bâtiment simple entre trois rues de largeur et de niveau différents.* — Lorsqu'un bâtiment simple en profondeur sera sur trois rues de largeur et niveau différents, il sera statué sur chaque cas en appliquant les principes ci-dessus.

Art. 19. — *Bâtiment sur les rues très pentives.* - Dans les rues dont la déclivité atteindra 15 centimètres par mètre, la hauteur sera mesurée à partir du point le plus bas du trottoir, mais afin de permettre au propriétaire d'utiliser son terrain, il pourra reprendre de 10 mètres en 10 mètres, au moins, la hauteur maxima du règlement.

Toutefois, si le propriétaire veut placer sa corniche de niveau sur toute la longueur de la façade, la hauteur sera prise sur le milieu de la façade, pourvu que celle-ci ne dépasse pas 20 mètres de longueur.

Cours et courettes.

Art. 20. — Les cours sur lesquelles prennent jour et air des pièces pouvant servir à l'habitation, soit de jour, soit de nuit, auront une surface d'au moins 30 mètres carrés et les vues directes prises dans l'axe de chaque baie ne seront pas inférieures à 4 mètres.

Si ces vues directes sont réduites, la surface de la cour sera augmentée en conséquence.

Art. 21. — Avec une surface moindre de 30 mètres, mais ne pouvant jamais descendre au-dessous de 4 mètres, les cours serviront exclusivement à aérer des cabinets d'aisances ; la vue directe prise dans l'axe de chaque baie ne sera pas inférieure à 1 mètre 60 centimètres.

Art. 22. — Il est interdit de placer des combles vitrés au-dessus des cours ou des courettes, à moins qu'il ne soit établi à la partie supérieure de ces cours et courettes, ainsi qu'à leur partie inférieure des prises d'air, constamment ouvertes, d'une surface suffisante pour assurer une ventilation efficace dans toute la hauteur.

Escaliers.

Art. 23. — Les escaliers seront convenablement éclairés et ventilés dans toutes leurs parties, et auront vue soit sur la rue, soit sur une cour.

Loges de concierge.

Art. 24.--Lorsque les loges de concierge seront établies, extérieurement aux maisons, les prescriptions pour leur édification seront conformes à celles assignées pour les maisons habitables et les dimensions des cours seront comptées en déduisant les surfaces occupées par ces constructions.

Chauffage.

Art. 25. — Les appareils de chaffage et les conduits de fumée seront construits de telle sorte qu'il ne s'en dégage, à l'intérieur des pièces habitables, ni fumée, ni aucun gaz, pouvant compromettre la santé des habitants.

Les prises d'air des calorifères ne pourront se faire qu'à l'extérieur, sur une rue ou sur une cour.

Alimentation d'eau.

Art. 26. — Les maisons en bordure des rues parcourues par une canalisation d'eau, lui seront reliées par un branchement spécial. Celui-ci desservira les différents étages. Un poste d'eau sera obligatoire sur chaque palier où se trouveront des cabinets d'aisances communs à plusieurs locataires.

Art. 27. — Les réservoirs d'eau potable auront leurs parois formées de matières qui ne puissent pas être altérées par les eaux. Le plomb en sera exclu.

Ils seront hermétiquement clos à leur partie supérieure de façon que les poussières, les liquides ou toutes autres matières étrangères n'y puisssent pénétrer. Néanmoins l'aération en sera assurée.

Le fonds sera établi en forme de cône renversé et la partie inférieure sera munie d'un robinet de nettoyage.

Ils seront soustraits au rayonnement solaire et éloignés des conduits d'évacuation des eaux ménagères et des matières usées.

Art. 28. — Dans les points où n'existera pas encore de canalisation d'eau, les puits pourront être utilisés après avis du Bureau d'hygiène, qui s'assurera de la salubrité de l'eau par l'analyse bactériologique et chimique et de l'isolement du puits par rapport aux cabinets d'aisances, fosses à fumiers, dépôts d'immondices, etc...

Les parois des puits seront étanches. Ils seront fermés à leur orifice et protégés contre toute infiltration d'eaux superficielles, par l'établissement d'une aire bétonnée d'un diamètre supérieur à celui du puits, hermétiquement rejointe aux parois de celui-ci et légèrement inclinée du centre vers la périphérie.

Art. 29. — Les puits seront tenus en
état constant de propreté. Il sera procédé, en outre, à leur nettoyage et à
leur désinfection sur injonction du
Maire, après avis conforme du bureau
d'hygiène ou de l'autorité sanitaire, dans
les conditions prévues à l'article 12 de
la loi.

Art. 30. — Dans les maisons en bordure de rues canalisées, l'eau des puits
sera exclusivement utilisée au lavage
du sol, des objets non employés à l'alimentation au pansage et à l'alimentation des animaux. Tous les puits por-
teront, sur un écriteau du modèle fixé
par l'Administration, l'inscription : *eau
non potable, dangereuse.* Si l'analyse
bactériologique démontrait l'insalubrité
d'un de ces puits, la fermeture difinitive
en sera la conséquence. Cette fermeture
entrainera l'obligation de les combler
jusqu'au niveau du sol.

Evacuation des eaux pluviales.

Art. 31. — Des chêneaux et gouttières étanches, de dimensions appro-
priées, recevront les eaux pluviales à la
partie basse des couvertures de façon à
les diriger rapidement, sans stagnation,
vers les orifices des tuyaux de descente.

L'orifice supérieur des tuyaux de descente sera muni d'une crapaudine mi-
sphérique et d'un diamètre supérieur à
celui des tuyaux.

Art. 32. — Il est interdit de projeter des eaux usées, de quelque nature qu'elles soient, dans les chéneaux et gouttières.

Art. 33. — Toute construction dans une rue pourvue d'égout devra être disposée de manière à conduire audit égout les eaux pluviales, ménagères et industrielles.

Art. 34. — Le sol des cours et courettes sera revêtu en matériaux imperméables, avec des pentes convenablement réglées pour diriger les eaux pluviales sur les canalisations conduisant à l'égout.

Art. 35. — Les canalisations dirigées sur l'égout seront munies, à leur origine, d'un siphon, déterminant une occlusion hermétique et permanente.

Ces siphons, dont l'entretien est à la charge du propriétaire, seront pourvus de tampons et de regards, pour rendre le nettoyage facile et rapide.

Les clapets de retenue sont interdits.

Art. 36. — Les eaux usées provenant des éviers, lavabos, baignoires, etc., pourront être dirigées sur les tuyaux de descente des eaux pluviales ; mais un siphon, comportant un tampon de nettoyage, sera placé entre ces éviers, lavabos, etc.,., et lesdits tuyaux de descente.

Dans toute maison il y aura, pour chaque appartement comportant une cuisine, un évier destiné à l'évacuation des eaux ménagères.

Art. 37. — A chaque changement de direction ou de pente, il sera aménagé une tubulure ou un regard de visite facilement accessible.

Art. 38. — La projection des corps solides, débris de cuisine, vaisselle, etc., dans les conduites d'eaux ménagères et pluviales est formellement interdite.

Evacuation des matières usées.

Art. 39. — Dans toute maison il y aura par appartement, quelle qu'en soit l'importance, à partir de trois pièces habitables (non compris la cuisine), un cabinet d'aisances, installé dans un local éclairé et aéré directement soit sur cour ou courette, soit sur rue.

Art. 40. — Il sera établi également et dans les mêmes conditions, pour le service des pièces habitables louées isolément ou par groupe de deux, *un cabinet d'aisances et un robinet de palier par six pièces habitables.*
Ce cabinet commun sera fermé à clef et chaque locataire disposera d'une clef.

Art. 41 — Les cabinets d'aisances auront leurs parois revêtues de parements lisses et imperméables susceptibles d'être facilement lavés ou blanchis à la chaux. Le sol sera également imperméable. Ils seront suffisamment éclairés et aérés ; leur baie d'aération sera établie de telle sorte qu'elle puisse rester ouverte en permanence.

Art. 42. — Les cabinets d'aisances installés dans les maisons ne communiqueront directement, ni avec les chambres à coucher, ni avec les cuisines.

Art. 43. — Tous les cabinets d'aisances seront munis d'une cuvette en porcelaine, ou en grès vernissé. Les tuyaux d'évacuation des cuvettes seront fermés hydrauliquement, de manière à supprimer toute communication avec les tuyaux de descente et les siphons seront remplis d'eau propre.

Dans les immeubles qui ont actuellement ou qui obtiendront par la suite la permission de déverser à l'égout les produits des cabinets d'aisances, tous ces cabinets devront être munis de réservoirs de chasse automatiques du modèle prescrit par la Ville.

Art. 44. — Les fosses d'aisances seront couvertes par une voûte ; elles ne pourront avoir moins de 2 mètres de hauteur sous clef. Le fond sera bétonné sur une épaisseur de 20 centimètres au moins ; il sera établi en forme de cuvette avec pente de deux centimètres par mètre vers un point situé sous l'ouverture d'extraction, où sera construit un puisard de 50 centimètres de diamètre et 75 centimètres de profondeur. Les angles seront arrondis avec un rayon de 10 centimètres au moins. Toutes les parois devront être enduites en ciment assurant

l'étanchéité absolue de la fosse. L'orifice
d'extraction sera muni d'un tampon cir-
culaire en pierre de 65 centimètres de
diamètre.

Les tuyaux de chute ne pourront avoir
un diamètre inférieur à 10 centimètres, ni
supérieur à 16 centimètres.

L'établissement de la fosse fera l'objet
d'une demande spéciale à laquelle il sera
répondu par un arrêté d'autorisation
également spécial, indépendant de celui
concernant l'immeuble dont dépend la
fosse.

Art. 45. — Les chutes des cabinets
d'aisances, avec leurs branchements, ne
pourront être placées sous un angle supérieur à 45° avec la verticale.

La projection des corps solides, débris
de cuisine, vaisselle, etc., dans les tuyaux
de chute est formellement interdite.

Il sera établi, parallèlement au tuyau
de chute, un tuyau d'évent. Le tuyau d'é-
vent, ainsi que les tuyaux de chute,
seront prolongés au-dessus des parties
les plus élevées de la construction, ainsi
que des constructions contiguës.

Les orifices supérieurs des tuyaux de
chute ou d'évent, d'une même fosse,
seront établis à des niveaux différents
entre eux.

Art. 46. — Les éviers, lavabos, postes
d'eau, vidoirs, bains, etc., seront pourvus
d'une occlusion hermétique. Leurs conduits d'évacuation seront indépendants
de ceux des cabinets d'aisances.

Art. 47. — Tous ouvrages appelés à conduire ou à recevoir des matières usées (avec ou sans mélange d'eaux pluviales, d'eaux ménagères et de tous autres liquides) tels qu'égouts, conduites, fosses, puisards, etc., auront leurs revêtements lisses et imperméables. Leurs dimensions seront proportionnées au volume des matières ou liquides qu'ils reçoivent.

Leurs communications avec l'extérieur seront établies de telle sorte qu'aucun reflux de liquides ou de gaz nocifs ne puisse se produire dans l'intérieur des habitations.

Art. 48. — Les puits et puisards absorbants sont généralement interdits. Dans les cas particuliers et de force majeure, il sera accordé, s'il y a lieu, et après examen de l'autorité sanitaire, une autorisation spéciale.

Les écuries et étables auront leur sol imperméable. Elles seront convenablement éclairées et aérées. Si leur aération exige des conduits spéciaux, ceux-ci s'élèveront au-dessus du point le plus élevé de la construction et des constructions contiguës

Le plafond sera hourdé, plein ou enduit en plâtre, de manière à former une surface unie.

Art. 49. — Les fumiers et purins seront déposés ou recueillis sur des emplacements ou dans des fosses étanches et enlevés au moins tous les quinze jours

en hiver et tous les huit jours en été.
Au besoin cet enlèvement sera fait tous
les jours sur l'injonction de l'autorité.

Art. 50. — Les propriétaires du sol et
les propriétaires riverains des passages,
rues, impasses ou autres voies privées
ouvertes au public sur des propriétés
particulières, devront en entretenir constamment le sol en bon état.

Ils seront tenus de conserver ou d'établir les ruisseaux et les pentes nécessaires pour procurer aux eaux un écoule-
ment facile et régulier.

Le sol et les ruisseaux devront être
balayés et lavés chaque jour et tenus en
constant état de propreté.

Les propriétaires des maisons et ter-
rains bordant les rues ou autres voies
privées seront tenus de faire enlever,
chacun devant sa propriété, les dépôts
de fumiers, gravois et immondices et de
prendre toutes les dispositions convena-
bles pour que la salubrité ne soit pas
compromise.

A cet égard, ils seront soumis aux mêmes obligations que les propriétaires des
immeubles bordant les voies publiques,
notamment au point de vue de l'emploi
des seaux à immondices.

Permis de construire.

Art. 51. — A dater de la publication
du présent règlement, aucun immeuble
destiné à l'habitation de jour ou de nuit
ne pourra être construit s'il ne satisfait
pas aux prescriptions qui précèdent.

Les mêmes dispositions sont applicables aux grosses réparations.

Les propriétaires, architectes, entrepreneurs ou directeurs des travaux présenteront à cet effet et avant tout commencement de travaux, un ou plusieurs plans, coupes et profils en double exemplaire, précisant les dispositions imposées et projetées. Il en sera donné récépissé.

Si les prescriptions réglementaires sont régulièrement observées, l'autorisation sera délivrée dans le plus bref délai possible. Un double du permis et des plans sera conservé à la Mairie.

Si des modifications sont reconnues nécessaires ou s'il y a lieu de refuser l'autorisation, la décision sera notifiée dans un délai de vingt jours.

Les mêmes dispositions sont applicables aux grosses réparations. Si les agents de la Municipalité constataient après achèvement des travaux, que ces travaux n'ont pas été exécutés en conformité exacte avec les plans autorisés, l'interdiction d'habiter sera prescrite jusqu'au jour où les modifications nécessaires pour assurer l'exécution conforme aux données du plan approuvé auront été exécutées.

Entretien des habitations

Art. 52. — Les façades sur rue, sur cour ou sur courette seront maintenues en état de propreté, ainsi que le sol des cours et courettes.

Les parois des allées, vestibules, es-caliers et couloirs à usage commun seront lessivés ou blanchis à la chaux au moins tous les cinq ans.

Les murs, les plafonds et les boise-ries des cabinets d'aisances à usage commun seront lessivés ou blanchis à la chaux chaque année.

Locaux à usage de logement collectif.

Art. 53. — Les locaux à usage de lo-gement collectif devront satisfaire à tou-tes les prescriptions du présent règle-ment, quant au cube d'air, à l'éclairage, etc.

Mesures transitoires.

Art. 54.—Les propriétaires des maisons déjà construites, devront, dans le délai de dix-huit mois à dater de la publica-tion du présent règlement, se conformer sans autre injonction, aux prescriptions stipulées par les articles 26, 27, 30, 33, 36, 41, 42, 43, 46, 48.

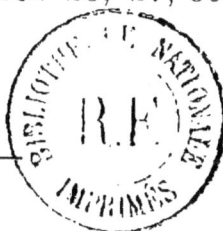

116

www.ingramcontent.com/pod-product-compliance
Lightning Source LLC
Chambersburg PA
CBHW050521210326
41520CB00012B/2383